I0068463

Tб 29
5.

Т. 3340.
Ае

MÉMOIRE

SUR

LE VOMISSEMENT,

LU A LA PREMIÈRE CLASSE DE L'INSTITUT
DE FRANCE,

PAR M. MAGENDIE,

Docteur - Médecin de la Faculté de Paris ,
Prosecteur à la même Faculté, Professeur
d'Anatomie, de Physiologie, etc.

Suivi du Rapport fait à la Classe par MM. CUVIER ,
HUMBOLDT, PINEL et PERCY.

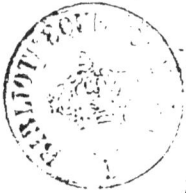

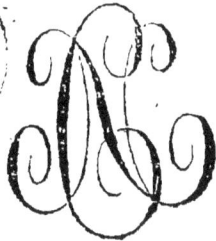

A PARIS,

Chez CROCHARD, Libraire, rue de l'École de
Médecine, n° 3.

1813.

DE L'IMPRIMERIE DE FEUGUERAY,

rue Pierre-Sarrazin, n° 11.

MÉMOIRE

SUR

LE VOMISSEMENT.

Occupé depuis quelque temps d'expériences relatives au mode d'action des substances émétiques sur l'économie animale, j'ai dû avoir fréquemment, et dans des circonstances très-différentes, l'occasion d'observer le vomissement. En examinant avec beaucoup d'attention ce phénomène, j'ai cru remarquer que les idées qu'on s'en forme en ce moment ne sont pas exactes. Or, le vomissement est d'une trop haute importance en physiologie et surtout en médecine, pour que je ne me sois pas efforcé de sortir promptement d'incertitude à cet égard. C'est dans cette vue que j'ai entrepris la série d'expériences dont je vais avoir l'honneur de soumettre les principaux résultats au jugement éclairé de la Classe.

Une histoire très-abrégée des différentes

opinions qui ont régné sur le mécanisme du vomissement, est indispensable pour l'intelligence des faits que j'ai à rapporter.

Jusque vers la fin du 17e siècle, les physiologistes et les médecins se sont accordés pour considérer le vomissement comme l'effet d'une contraction convulsive de l'estomac ; mais pendant les quinze dernières années de ce siècle et la première moitié du siècle suivant, plusieurs savans professèrent une manière de voir entièrement opposée. Selon eux l'estomac est entièrement passif dans le vomissement, tandis que les muscles abdominaux et le diaphragme en sont les agens essentiels.

P. Chirac, médecin de Montpellier, paraît être le premier qui ait proposé cette doctrine : voici comment il s'exprime dans une lettre adressée à M. Emmanuel Koenig, à Augsbourg, en 1686 (1) :

« Je fis, ces jours derniers, une expérience » qui me paraît prouver évidemment que le » vomissement n'est pas produit par la con- » traction de l'estomac. Je donnai à un chien

_____

(1) Éphémérides de l'Académie des Curieux de la Nature. Déc. II, ann. IV, 1686, obs. 125.

» un gros de mercure sublimé dans un mor-
» ceau de pain qu'il rejeta presqu'aussitôt en
» vomissant. Cela fut suivi de nausées et d'ef-
» forts extraordinaires qu'il continua de faire
» pour vomir. Dans ces circonstances, je lui
» fis une incision au bas-ventre en coupant
» longitudinalement les muscles droits, pour
» pouvoir observer ce qui se passait alors dans
» l'estomac; mais je n'y aperçus rien d'ex-
» traordinaire. Le mouvement de ce viscère
» était même très-peu sensible, et si faible
» que, quoiqu'il fût vide (car j'avais pris le
» temps que ce chien était à jeun pour faire
» cette expérience), il était impossible que son
» mouvement péristaltique, tel qu'il était alors,
» pût y produire une contraction du ving-
» tième de son volume, ce qui me paraissait
» absolument indispensable pour qu'il pût se
» vider par l'un ou l'autre de ses orifices.
» Les nausées cependant continuaient, et ce
» chien faisait toujours de violens efforts pour
» vomir. Je recousis alors les tégumens du
» ventre, n'y laissant qu'une petite ouverture
» dans laquelle j'introduisis mon doigt, pour
» observer par le toucher l'état de l'estomac.
» Mais dans le temps même que le chien vo-
» missait, je ne sentis aucune contraction dans

» ses fibres ; il me parut seulement qu'il était
» aplati par le mouvement du diaphragme et
» la contraction des muscles abdominaux qui
» comprimaient les viscères. Je répétai plu-
» sieurs fois ces expériences, en mettant, tan-
» tôt le bas-ventre à découvert, et tantôt en
» recousant l'incision que j'y avais faite, à
» l'exception de la petite ouverture nécessaire
» pour y passer mon doigt ; mais j'observai
» toujours les mêmes choses, et je n'aperçus pas
» qu'il se fit dans les fibres de l'estomac aucune
» contraction capable de procurer une évacua-
» tion par l'orifice supérieur ou inférieur. »

Senac (1), Baciacus (2), médecin genevois.
Van-Swieten (3), Schulze (4), Schwartz (5)
et plusieurs autres savans adoptèrent, au
moins quant au fond, l'opinion de Chirac ;
mais elle trouva aussi des incrédules. Litre,
par exemple, objecta que plusieurs personnes vomissent très-aisément et sans aucun
effort des muscles abdominaux, que les ani-

(1) Essais de Phys. , p. 116.
(2) *De Feb. intermitt.*
(3) Comment. tom. II, p. 155.
(4) *De Emesi.*
(5) *De Vomit. et Motu intest.* Ludw. 1745. in-4°.

maux ruminans font remonter le bol alimentaire dans la bouche, sans qu'on puisse soupçonner aucune contraction violente des muscles de l'abdomen (1).

L'Académie des Sciences sentit bien que ce
n'était pas par des raisonnemens qu'on pouvait détruire une opinion fondée sur des faits;
aussi voulut-elle examiner une pensée qui,
selon l'expression de son secrétaire, s'attirait
déjà par le nom seul de l'auteur une prévention favorable.

Le célèbre anatomiste Duverney, membre
de l'Académie, qui partageait aussi l'opinion
de Chirac, et qui avait plusieurs fois répété ses
expériences, « entreprit de les refaire devant
cette société, et d'y rendre visible *toute la
mécanique du vomissement;* mais deux expériences qui furent tentées ne donnèrent pas
assez d'éclaircissement, et l'Académie ne pou-
vant donner plus de temps à ces recherches,
on s'en remit aux observations que Monsieur
Duverney pourrait faire plus à loisir. »

Probablement ces observations furent favo-
rables à l'opinion de Chirac; car Lieutaud,
dans un mémoire lu à l'Académie des Scien-

(1) Académie des Sciences, hist. 1700.

en 1752, mémoire dans lequel il s'élève avec force contre cette opinion, en parle comme si elle était généralement adoptée : « C'est, dit-il, » un préjugé qui a séduit les savans comme » les ignorans » ; et quelques lignes plus bas il ajoute : « Me sera-t-il permis de m'inscrire en » faux contre une opinion qui a été reçue sans » examen et avec un empressement dont il » est difficile de rendre raison. »

Toutefois, après avoir parlé de la sorte, Lieu-taud se borne à combattre l'opinion de Chirac plutôt par des raisonnemens que par des faits. Ainsi, selon lui, « l'estomac est placé trop pro-» fondément pour être comprimé par les mus-» cles abdominaux. Si le vomissement dépen-» dait uniquement de la contraction des mus-» cles abdominaux et du diaphragme, on pour-» rait vomir à volonté. Le vomissement ne peut » avoir lieu pendant l'inspiration, car alors » l'orifice œsophagien de l'estomac est fermé » par la compression qu'exercent sur lui les » piliers du diaphragme. Si le vomissement » avait lieu pendant l'inspiration, rien ne pour-» rait empêcher les matières vomies de tom-» ber dans la glotte. Quand l'estomac est para-» lysé, il ne peut plus y avoir de vomisse-» ment.......», et autres objections analogues.

Le mémoire de Lieutaud, écrit avec verve, et contenant un fait pathologique intéressant, dont l'auteur sut habilement s'appuyer, dut faire et fit en effet une vive impression sur les esprits.

Le savant et laborieux Haller se déclara aussi contre la doctrine de Chirac : il dit dans sa grande Physiologie que le vomissement est propre à l'estomac; qu'il peut arriver indépendamment de toute contraction des muscles abdominaux et du diaphragme (1); il décrit même deux espèces de contraction qui, selon lui, arrivent à l'estomac pendant le vomissement :

« La première est exercée par les fibres » circulaires; elle naît au duodénum, se mon- » tre ensuite au pylore, et se propage successi- » vement au cardia jusqu'à ce que les matiè- » res qui doivent être vomies passent dans » l'œsophage : c'est le mouvement antipéri- » staltique (2).

» La deuxième espèce de contraction dé- » pend des fibres obliques qui de l'œsophage » se portent à l'estomac : par elle la face anté- » rieure de ce viscère se rapproche brusque-

_____

(1) Tom. VI, p. 28?.
(2) Tom. VI, p. 281 et 282.

» ment (1) de la face postérieure, en faisant
» entendre un certain bruit. »

Les idées de Haller sur le vomissement
étaient, comme on voit, intimement liées à
sa doctrine de l'irritabilité ; mais elles avaient
principalement pour base,

1°. Deux expériences dans lesquelles Haller
dit avoir vu d'une manière très-distincte la
seconde espèce de contraction dont nous avons
parlé tout-à-l'heure ;

2°. Plusieurs expériences de Wepfer dans
lesquelles cet auteur affirme de même qu'il
a vu l'estomac se contracter à l'instant du vomissement.

Ces expériences sont rapportées dans l'ex-
cellente dissertation de cet auteur sur la ciguë
aquatique.

A l'époque où Haller se prononçait ainsi
sur le mécanisme du vomissement, il avait
atteint ce haut degré de renommée auquel un
petit nombre d'hommes privilégiés ont seuls
droit de prétendre ; et presque toujours ses
décisions en matière de physiologie avaient

---

(1) *Sed etiam alium motum in ventriculo vomentis
animalis vidi, in quo pars anterior ad posteriorem
accessit, succussu quodam et quâdam crepitatione.*

force de loi dans toute l'Europe. La doctriné de Chirac fut dès-lors complètement oubliée. Depuis Haller, tous les auteurs qui, dans des traités généraux ou dans des ouvrages *ex professo*, ont parlé du vomissement, ont adopté son opinion, c'est-à-dire qu'ils ont envisagé ce phénomène comme le produit immédiat de la contraction de l'estomac, les muscles abdominaux et le diaphragme n'y concourant que d'une manière accessoire.

Les raisonnemens de Lieutaud, les expériences de Haller et de Wepfer sont donc à la fois la cause du discrédit dans lequel est tombée l'opinion de Chirac, et le fondement de la doctrine actuelle du vomissement.

Mais si l'on veut éloigner pour un moment la prévention favorable qu'inspire nécessairement une opinion soutenue par Haller, on ne pourra, ce me semble, s'empêcher de remarquer que les argumens de Lieutaud contre la doctrine de Chirac, quelque pressans qu'ils paraissent, n'étant point appuyés d'expériences, ne sont que de pures spéculations de théorie qui ne peuvent absolument rien contre des faits.

On ne pourra non plus, selon moi, se dissimuler que toutes les inductions tirées des ex-

périences de Haller sur l'irritabilité de l'estomac et des intestins, ne fournissent que des
preuves peu satisfaisantes pour ou contre la
docrine présente du vomissement, car elles
peuvent bien faire soupçonner, mais ne démontrent pas la contraction de l'estomac pendant le vomissement.

Restent donc les deux expériences de Haller
dont nous avons déjà parlé, et celles de Wepfer.
Or, les deux expériences de Haller sont loin
de porter le cachet de précision et d'exactitude qui distingue les travaux de cet homme
célèbre. Les circonstances les plus importantes sont omises : tout se borne à ces mots :
Sed apparuerunt præterea subitæ, vehementissimæ, repetitæ succussiones, ut facies anterior ad posteriorem accederet (1).

Ces deux expériences sont donc peu probantes, et si l'on voulait absolument en déduire des conséquences, il me semble qu'elles
prouveraient plutôt contre la doctrine actuelle
du vomissement qu'en sa faveur; car des secousses subites et répétées par lesquelles l'estomac est aplati de sa face supérieure vers la
postérieure sont bien plutôt l'effet de la con

_____

(1) *Opera minora* Exp. 530 et 531.

traction des parois abdominales que l'effet de la contraction des fibres de l'estomac, qui ne sont nullement disposées pour produire cet aplatissement. Ajoutons que dans un grand nombre d'autres expériences, Haller n'a pas vu à l'instant du vomissement ce mouvement de contraction.

Quant aux expériences de Wepfer, elles sont, selon moi, récusables en ce que Wepfer excitait le vomissement avec des substances vénéneuses données à très haute dose, souvent même avec des poisons métalliques ; et l'on sait que ces substances, par leur action chimique, déterminent sur les matières animales un resserrement qu'il aurait fallu distinguer avec soin de la contraction particulière de l'estomac.

D'ailleurs, en supposant que les expériences de Haller et de Wepfer prouvent en faveur de la doctrine actuelle du vomissement, qu'est-ce que six ou sept expériences pour établir une doctrine en physiologie, science où, pour tant de raisons, les expériences ont besoin d'être multipliées ?

Ces réflexions que j'ai dû faire avant de commencer mes recherches, n'ont été pour moi qu'un nouveau motif de m'y livrer avec tout le soin qu'exigeait l'importance du sujet.

Toutes mes expériences ont été faites sur des chiens et sur des chats, animaux très-propres à ce genre de recherches, par la facilité avec laquelle ils vomissent.

Ma première expérience (1) fut faite sur un chien adulte, du poids d'environ quinze livres, auquel je fis avaler six grains d'émétique. J'attendis que ce médicament excitât des nausées : alors je fis une incision à la ligne blanche, au niveau de l'estomac ; j'introduisis mon doigt dans la cavité abdominale, de manière à distinguer si l'estomac éprouvait une contraction. A chaque nausée, je sentais mon doigt assez fortement comprimé en haut par le foie, qu'abaissait le diaphragme, et en bas par les intestins, que pressaient les muscles abdominaux. L'estomac me paraissait aussi comprimé ; mais, au lieu de le sentir se contracter, il me semblait, au contraire, augmenter de volume. Les nausées, cependant, se rappro-

(1) Je dois ici des remercîmens publics à mon ami M. Édouard, dont les conseils m'ont été fort utiles dans le cours de mes expériences, et à MM. Brugière et Léméant, mes élèves, pour le zèle avec lequel ils m'assistent depuis plusieurs années dans mes recherches expérimentales.

chaient de plus en plus, et les efforts plus
marqués qui précèdent le vomissement, se
manifestaient. Le vomissement ne tarda pas à
se déclarer lui-même. Ce fut alors que je sentis
mon doigt comprimé avec une force vraiment
extraordinaire. L'estomac se vida d'une partie
des alimens qu'il contenait; mais je n'y distin-
guai aucune contraction sensible. Les nausées
cessèrent pour quelques instans : j'en profitai
pour agrandir l'ouverture de la ligne blanche,
afin d'apercevoir facilement l'estomac. Aussitôt que l'incision fut agrandie, l'estomac s'y
présenta, et fit effort pour sortir de l'abdomen;
mais je m'y opposai en le comprimant avec la
main. Les nausées recommencèrent au bout de
quelques minutes; et je ne fus pas peu surpris
de voir l'estomac se remplir d'air à mesure
qu'elles se rapprochaient. On ne pouvait guère
s'y tromper, car l'organe tripla au moins de
volume; le vomissement ne tarda pas à suivre
cette dilatation, et il fut sensible pour toutes
les personnes présentes, que l'estomac avait
été comprimé sans avoir éprouvé la moindre
contraction dans ses fibres. Cet organe se vida
d'air et d'une portion d'alimens; mais immédiatement après la sortie de ces matières, il
était flasque, et ce ne fut qu'au bout de quel-

ques instans que, se resserrant peu à peu sur-lui-même, il reprit à-peu-près les mêmes dimensions qu'il avait avant le vomissement. Un troisième vomissement ne se fit pas long-temps attendre, et nous vîmes se reproduire la même série de phénomènes : l'entrée de l'air et le gonflement de l'estomac furent extrêmement sensibles.

Il était bien présumable que l'air qui gonflait ainsi l'estomac pendant les nausées (1) arrivait à ce viscère par l'œsophage ; mais, pour m'en éclaircir, j'appliquai une ligature sur l'estomac, près de l'ouverture pylorique, de manière à fermer la communication qui existe entre cet organe et l'intestin grêle, et je fis avaler au chien six autres grains d'émétique en poudre. Pour cette fois, le vomissement ne se manifesta qu'au bout d'une bonne demi-heure : il nous présenta précisément les mêmes phénomènes. Le gonflement de l'estomac par l'air

(1) Par *nausées* j'entends non-seulement les envies de vomir, mais encore les phénomènes sensibles qui dénotent ce besoin, et qui constamment précèdent le vomissement chez l'homme et les animaux. Je n'ai étendu ainsi l'acception du mot *nausée* qu'afin d'éviter les périphrases.

fut au moins aussi marqué que dans l'expérience précédente; du reste, aucune trace de
contraction dans l'estomac : on ne distinguait
même pas sensiblement son mouvement péristaltique. L'animal servit ensuite à une autre
expérience qui le fit périr en quelques instans, mais qui n'avait aucun rapport avec le
vomissement. Nous examinâmes alors l'abdomen, et nous vîmes que l'estomac avait des
dimensions considérables : son tissu était flasque et nullement contracté. La ligature que
nous avions placée près de l'ouverture pylorique ne s'était point dérangée; l'air n'avait
pas pu pénétrer par cette voie.

Je n'insisterai pas davantage, dans ce mémoire, sur cette entrée de l'air dans l'estomac;
je me propose d'y revenir dans un mémoire
particulier sur la Déglutition.

Je répétai la même expérience sur un autre
chien à-peu-près du même âge et du même
poids, et j'obtins également les mêmes résultats.
Ces deux premières observations, coïncidant
parfaitement avec les expériences de Chirac et
de Duverney, je me crus en droit de supposer
que la pression mécanique exercée sur l'estomac, par le diaphragme et les muscles abdominaux, entrait pour beaucoup dans la pro-

duction du vomissement. S'il en est ainsi, me
disais-je, en soustrayant l'estomac à cette pression le vomissement ne doit pas avoir lieu. Je ré-
solus d'en faire l'expérience sur un jeune chien
épagneul ; je lui injectai dans la veine quatre
grains d'émétique dissous dans deux onces d'eau
commune. (Ce moyen est préférable à l'in-
troduction de l'émétique dans l'estomac, car,
par lui, on détermine un vomissement presque
instantané, tandis qu'il faut l'attendre quelquefois une heure par l'autre moyen.) Après
avoir donc injecté quatre grains d'émétique
dans la veine jugulaire du chien, je fis une incision aux parois abdominales, et dans l'instant où
les efforts de vomissement se montrèrent, je
tirai promptement la totalité de l'estomac au
dehors, ce qui n'empêcha pas les efforts de
vomissement de continuer ; l'animal fit absolument les mêmes efforts que s'il eût vomi,
mais il ne sortit aucune matière de l'estomac ;
cet organe resta complètement immobile. Je
voulus voir alors quel serait l'effet d'une pres-
·sion exercée sur l'estomac ; pour cela, je plaçai
la main droite sur la face antérieure de cet
organe, et la main gauche sur sa face postérieure. A peine la pression fut-elle commencée
que les efforts de vomissement, c'est-à-dire la

contraction du diaphragme et des muscles de
l'abdomen recommença avec force; je sus-
pendis la pression : les muscles abdominaux et
le diaphragme suspendirent bientôt leur contraction : je renouvelai la pression ; les contractions des muscles recommencèrent ; je la sus-
pendis de nouveau, elles cessèrent; et ainsi
sept ou huit fois de suite, de sorte que je ne
doutai plus du rapport de la pression avec la
contraction des muscles abdominaux et du
diaphragme. La dernière fois, j'exerçai une
pression forte et soutenue, ce qui produisit un
véritable vomissement; une partie des matières contenues dans l'estomac fut évacuée.
Cette expérience fut faite de nouveau sur un
autre chien : j'observai les mêmes faits; seulement je remarquai de plus qu'on pouvait exciter la contraction du diaphragme et des
muscles de l'abdomen, en exerçant une simple
traction sur l'œsophage. Dans une autre expérience, j'excitai le vomissement par la pression
de l'estomac, sans avoir auparavant administré
de l'émétique à l'animal.

La contraction du diaphragme et des muscles de l'abdomen serait-elle indépendante
de l'action de l'émétique sur l'estomac ; et
cette substance, au lieu d'avoir une action

spéciale sur ce viscère, agirait-elle directement sur les muscles dont nous parlons ? Telle est l'idée étrange que me firent naître les observations précédentes. Heureusement j'imaginai un moyen pour sortir du doute : je fis une ouverture à l'abdomen d'un chien caniche, âgé de deux ans ; et ayant fait par là sortir l'estomac, je liai avec soin les vaisseaux qui se rendent à ce viscère, et je l'extirpai en totalité (1).

Je fis ensuite un point de suture aux parois abdominales ; puis, ayant mis la veine crurale à découvert, j'injectai dans sa cavité une dissolution de deux grains d'émétique, dans une once et demie d'eau. A peine avais-je fini l'injection, que le chien commença à avoir des nausées, et bientôt il fit tous les efforts que cet animal a coutume de faire quand il vomit. Ces efforts même me parurent beaucoup plus violens et plus prolongés que dans le vomissement ordinaire. Le chien parut tranquille environ un quart-d'heure ; je renouvelai alors l'injection, et je poussai, toujours dans la veine

_____

(1) Un chien à qui on a ainsi extirpé l'estomac peut vivre quarante-huit heures.

crurale, deux autres grains d'émétique, ce qui fut suivi des mêmes efforts de vomissement. Je renouvelai l'injection six fois, et six fois les mêmes effets se reproduisirent.

Cette expérience, comme on voit, est déci- sive : elle est propre à jeter un grand jour sur l'action de l'émétique. C'est une de celles sur lesquelles j'insisterai dans un mémoire que je me propose de publier sur le mode d'action des vomitifs.

Mais, pour ne pas m'écarter de mon sujet, je passe de suite à une autre expérience qui me fut suggérée par la précédente.

Je fis, comme dans l'expérience que je viens de rapporter, l'extirpation de l'estomac à un chien d'une assez grande taille; j'introduisis dans l'abdomen une vessie de cochon, au col de laquelle j'avais fixé, par des fils, une ca- nule de gomme élastique ; je fis entrer le bout de cette canule dans l'extrémité de l'œsophage, et je l'y fixai aussi par des fils, en sorte que la vessie simulait assez bien l'estomac, et était, comme lui, en communication avec l'œso- phage. Je fis passer dans la vessie environ un demi-litre d'eau commune, ce qui la distendit, mais ne la remplit pas entièrement. Une su- ture fut pratiquée à la plaie de l'abdomen, et

quatre grains d'émétique furent injectés dans
la veine jugulaire.

Les nausées ne tardèrent pas à se manifes-
ter : elles furent suivies de véritables efforts de
vomissement, et bientôt nous vîmes l'animal
vomir en abondance l'eau de la vessie.

Nous aurions pu terminer ici notre travail ;
car assurément, d'après les expériences que
nous venons de faire connaître, personne ne
doutera de l'espèce d'influence qu'exercent les
muscles abdominaux et le diaphragme dans la
production du vomissement ; mais dans la
persuasion où nous sommes de la nécessité de
multiplier les expériences de physiologie, et
principalement celles qui peuvent avoir quelque influence en médecine, nous avons pour-
suivi nos recherches, et les résultats que nous
avons obtenus, quoique moins importans que
ceux que nous venons de faire connaître, nous
ont néanmoins paru intéressans, en ce qu'ils
sont de nature à les confirmer.

Il est évident, par les expériences précédentes, que les muscles abdominaux et le diaphragme concourent à produire le vomissement ; mais, dans la production de ce phénomène, quelle est la part du diaphragme ?
quelle est celle des muscles abdominaux ? Voilà

ce qu'il était intéressant de déterminer par des expériences.

Si le diaphragme n'avait reçu que les nerfs diaphragmatiques, il aurait été facile de s'opposer à la contraction de ce muscle, en coupant ces nerfs; mais il reçoit aussi des filets des paires dorsales, et ces filets suffisent pour entretenir ses contractions; cependant l'expérience nous a démontré que les nerfs diaphragmatiques étant coupés, la contraction du diaphragme diminue très-sensiblement d'énergie; et l'on peut dire, sans se tromper de beaucoup, que ce muscle perd, par cette section, les trois quarts de sa force contractile. Quelle influence aurait sur le vomissement la section des nerfs diaphragmatiques? Nous avons pratiqué cette section au cou, sur un chien de trois ans, et nous lui avons ensuite injecté dans la veine jugulaire trois grains d'émétique : il n'y a eu qu'un vomissement très-faible; une autre injection d'émétique, faite un quart-d'heure après, n'a pas excité de vomissement. Nous avons ouvert l'abdomen, et nous avons cherché à produire le vomissement, en comprimant l'estomac : la pression, quoique très-forte et très-long-temps soutenue, n'a provoqué aucun effort de vomissement ; elle ne

parut même pas déterminer de nausées. Nous
crûmes que cette circonstance pouvait tenir à
une disposition individuelle de l'animal; mais
ayant plusieurs fois depuis répété cette expérience, nous n'avons pas obtenu d'autres résultats.

Pour empêcher la contraction des muscles
abdominaux dans le vomissement, il n'y avait
qu'un moyen, c'était de séparer ces muscles
de leurs attaches aux côtes et à la ligne blanche : c'est aussi ce que nous avons exécuté sur
plusieurs animaux; nous avons détaché suc-
cessivement le grand oblique, le droit et le
transverse, ne laissant dans toute l'étendue de
la face antérieure de l'abdomen que le péritoine.
Dans cette expérience, on voit très-distincte-
ment, à travers le péritoine, tout ce qui se passe
dans cette cavité; on distingue parfaitement,
par exemple, le mouvement péristaltique de
l'estomac et des intestins, et si l'estomac se con-
tractoit il seroit aisé de s'en assurer. Les muscles
abdominaux ainsi détachés, nous avons injecté
trois grains d'émétique dans la veine jugulaire,
et presqu'aussitôt les nausées et le vomissement
se sont manifestés par le seul fait de la contraction du diaphragme. Il était curieux de voir,
dans la contraction convulsive de ce muscle,

toute la masse intestinale poussée en bas, et venant presser fortement sur le péritoine, qui se rompait dans certains points. Dans ce cas, la ligne blanche, formée dans toute sa longueur par un tissu fibreux très-fort, est la seule partie qui résiste à la pression des viscères; son existence est donc tout-à-fait indispensable pour que le vomissement puisse arriver. Peut-être remplit-elle un usage analogue dans l'état ordinaire.

Cette expérience est importante, en ce qu'elle prouve que les seuls efforts du diaphragme peuvent produire le vomissement, ce qui est encore confirmé par l'expérience suivante :

Nous avons, comme ci-dessus, détaché les muscles abdominaux, et mis à nu le péritoine ; nous avons ensuite coupé les nerfs diaphragmatiques, et nous avons injecté de l'émétique dans les veines : l'animal a eu quelques nausées, mais rien de plus. Quoique nous ayons recommencé plusieurs fois l'injection de l'émétique, nous n'avons jamais pu produire aucun effort sensible de vomissement.

Sans doute il est très-important, en physiologie, de découvrir des faits nouveaux : cette science en a un besoin extrême. Il est tout aussi important de ne déduire de ces faits que des conséquences justes; mais il paraît que c'est là le point difficile : c'est au moins là que les physiologistes les plus recommandables ont échoué. Éviterons-nous l'écueil en ne déduisant des faits rapportés dans ce mémoire que les propositions suivantes?

1°. L'estomac ne paraît pas toujours se contracter dans le vomissement : ce phénomène peut arriver sans que l'estomac présente aucun indice de contraction.

2°. La pression exercée immédiatement sur l'estomac, par le diaphragme et les muscles de l'abdomen, paraît suffire pour la production du vomissement.

3°. Dans certains cas, pendant les nausées, l'air atmosphérique s'introduit dans l'estomac.

4°. Le tartrite antimonié de potasse, injecté dans les veines, au lieu d'agir sur l'estomac, comme on le croit généralement, détermine la contraction convulsive du diaphragme et des muscles abdominaux.

Dans un second mémoire, je dirai les observations que j'ai faites en répétant les expériences de Wepfer, et je répondrai aux objections par des expériences directes.

RAPPORT FAIT A L'INSTITUT,

D'un Mémoire de M. Magendie sur le Vomis-
sement, extrait du procès-verbal de la
séance du lundi 1er mars 1813.

La Classe nous a chargés, MM. Cuvier, Pinel,
Humboldt et moi, de lui faire un rapport sur
le Mémoire concernant le Vomissement, lu
dans la séance du 25 janvier dernier, par
M. Magendie, docteur en médecine.

Il s'agit dans ce mémoire d'une vérité phy-
siologique qui, depuis un siècle et demi, avait
tour-à-tour été appréciée et repoussée, pro-
clamée et démentie, établie et oubliée, et que
M. Magendie a enfin fondée sur des preuves
qui paraissent si matérielles et si irréfragables,
qu'elle semble avoir complètement le carac-
tère d'une vérité de fait, et devoir être désor-
mais un point de doctrine à l'abri de toutes
contestations.

Comment s'opère le vomissement, et quels
sont les moyens qu'emploie la nature pour
cet acte si sujet à troubler la santé, et, dans
bien des cas, si propre à la rétablir?

Telle est la question dont s'est occupé l'in-

fatigable et ingénieux auteur du travail intéressant dont nous avons à rendre compte; et
ce n'est pas sous le rapport de la pratique mé-
dicale qu'il la considère, persuadé que, de
quelque manière que s'exécute le vomissement, sa nécessité, ses indications et ses effets dans l'état de maladie doivent rester les
mêmes; il l'a traitée en physiologiste éclairé
et en expérimentateur judicieux; et si l'on ne
peut attribuer à lui seul la pensée et le mérite
tout entier de sa solution, il est juste de dire
que, sans lui, elle serait encore indécise et
problématique.

Personne, jusque vers le milieu du dix-
septième siècle, n'avait douté que le vomissement né fût produit par la contraction si-
multanée de ces couches si légères de fibres
musculaires que les anatomistes démontrent
avec plus d'apprêt encore que d'évidence, sur
l'estomac humain. M. Magendie a dit dans
son mémoire, que Chirac semblait être le premier qui eût eu une opinion contraire, et qui
eût reconnu et avancé que le diaphragme et
les muscles abdominaux en sont les agens essentiels. Mais depuis, nous avons trouvé en-
semble que Bayle avait porté le même jugement assez long-temps avant ce médecin, et

qu'il l'avait justifié par des expériences qui, si elles ont eu réellement lieu, ôteraient à Chirac le droit de priorité, sans toutefois infirmer les preuves dont il a appuyé son sentiment. Senac rapporte que Bayle ayant fait boire à un chien de l'eau fortement émétisée, pratiqua à la région de l'estomac une incision profonde dans laquelle il introduisit un doigt pendant les plus grands efforts du vomissement, et qu'il s'assura, à plusieurs reprises, que ce viscère n'avait presqu'aucun mouvement; il reconnut de plus que tout le travail appartenait au diaphragme et aux muscles du bas-ventre, dont, selon la remarque de Senac, les plus puissans, dans ce cas, sont les deux transverses, les seuls qui aient une direction demi-circulaire, et qui soient capables de former ce creux ou cet enfoncement qui paraît au ventre lors du vomissement, ce qu'il serait très-inutile de discuter en ce moment.

Le système de Bayle, ou si l'on veut, de Chirac, eut des partisans; mais il rencontra aussi des adversaires, et ceux-ci durent être nombreux à une époque où l'on croyait à la trituration digestive des alimens dans notre estomac, comme dans le gésier robuste et musculeux des oiseaux.

Il s'éleva, à cette occasion, dans le sein de l'Académie des Sciences, une discussion assez vive entre Litre et Duverney, qui, l'un par des raisonnemens insuffisans, et l'autre par des expériences incomplètes, ne purent ni dissuader les sectateurs de Chirac, ni persuader ses antagonistes. Lieutaud et Haller se mirent presque en même temps à la tête de ces derniers; ils s'efforcèrent de prouver, ou plutôt de faire croire que le vomissement est exclusivement propre à l'estomac et indépendant du diaphragme et des muscles abdominaux, qui, à les entendre, n'y concourent qu'accessoirement. Le premier insista principalement sur ce que l'action des muscles abdominaux et du diaphragme étant soumise à l'empire de la volonté, le vomissement devrait être volontaire, ce que l'on ne voit que dans un petit nombre d'individus. Le second ne combattit que pour fortifier son système de l'irritabilité, auquel il tâchait de ramener tous les phénomènes de l'organisation animale.

Wepfer s'était rangé du même parti, et il se trompa encore plus que tous les autres ; car il eut recours à la voie des expériences, et il fut dupe de leurs résultats, ayant employé, pour vomitifs, des substances vénéneuses,

excitant dans l'estomac, tantôt en place, et
tantôt tiré hors du ventre, des mouvemens
qu'il prenait pour des contractions musculaires, et qui n'étaient que l'effet de cette ré-
traction qui a lieu dans les tissus vivans
quand on les attaque avec des corrosifs.

La haute réputation de Haller et l'influence
de ses ouvrages répandus par-tout, finirent
par effacer jusqu'au souvenir des idées justes
qu'on avait eues, par intervalles, sur le mécanisme du vomissement ; et depuis cinquante
ans on enseignait sans contestation, et on
croyait aveuglément que c'était l'estomac qui
faisait vomir, lorsque M. Magendie s'empara
de ce sujet, et résolut de le soumettre à des
expériences suivies et péremptoires qui le
missent hors de litige, et en fissent un article
classique dans les livres et dans les écoles.

Nous aimons à annoncer ici que déjà un
professeur et un auteur estimé, M. Riche-
rand, entraîné par les faits qui se sont passés
sous ses yeux comme sous les nôtres, s'apprête
à les consigner dans son traité de physiologie,
et à les y faire servir de base à l'explication
du vomissement qu'ils lui ont fait embrasser.

C'est principalement par le récit fidèle de
ces faits, que M. Magendie a si vivement in-

téressé la Classe , déjà accoutumée à estimer
ses talens et à apprécier ses découvertes. C'est
aussi en les rappelant à nos collègues , que
nous avons espéré pouvoir mieux réussir à les
intéresser à notre tour.

Il ne s'agit pas de ces simples aperçus ni de
ces essais passagers et superficiels d'après lesquels , trop souvent on a bâti des systèmes et
prononcé sur les matières les plus difficiles ;
jamais peut-être expériences ne furent plus
multipliées sur le même objet , ne furent faites
avec plus de scrupule , ne furent plus authen-
tiques. Nous y avons assisté en plusieurs séan-
ces ; elles ont été faites et répétées devant
nous ; nous y avions apporté un fond de doute,
peut-être même d'incrédulité , sans toutefois
offenser d'aucun soupçon la véracité connue
de leur estimable auteur. En un mot , nous
avons vu , examiné , touché , et nous décla-
rons que notre conviction est pleine et en-
tière.

Les expériences dont nous avons été té-
moins ont toutes été faites sur des chiens,
parce que ce sont les animaux les plus sujets à
vomir , et on a presque toujours employé ,
pour exciter le vomissement , du tartrite antimonié de potasse , non par la voie de l'injec-

tion ou de la déglutition, mais par celle de l'injection dans l'une des veines jugulaires, à la manière des écoles vétérinaires du Dane-marck, et c'est déjà une chose bien digne de remarque, que l'émétique avalé par l'animal ne le fasse vomir quelquefois qu'au bout d'une demi-heure, tandis qu'introduit immédiate-ment dans la circulation, il détermine en une ou deux minutes le vomissement : ce qui n'a pas moins droit de nous étonner, c'est cette tendance si constante et si irrésistible du tar-trite antimonié de potasse en particulier vers l'estomac, ou plutôt vers les agens spéciaux du vomissement, qu'en quelque partie qu'on l'applique et qu'on l'insinue, il faut qu'il aille, comme on dit, à son adresse, et qu'il fasse vomir en plus ou moins de temps, et avec plus ou moins d'intensité.

Ainsi que l'avaient annoncé Bayle, Chirac et Duverney, M. Magendie nous a fait recon-naître par le toucher que, pendant le vomisse-ment, l'estomac restait dans un état d'inertie, et que c'était le diaphragme, aidé des muscles abdominaux, qui le comprimait pour le vider. Dans cette première expérience répétée sur plusieurs chiens de forte taille, auxquels on avait fait au bas-ventre une incision assez étendue pour admettre deux doigts , nous avons de plus senti , à chaque nausée un peu forte , nos doigts serrés en haut par le foie qu'abaissait le diaphragme , et en bas par les intestins que pressaient les muscles abdominaux , tandis que l'estomac se vidant sans faire aucun mouvement sensible, semblait encore ne pas diminuer de volume.

Cette dernière singularité observée et déjà annoncée à la Classe par M. Magendie , est l'effet de la présence de l'air qui vient remplacer les alimens à mesure que l'animal les rejette , et qui, s'introduisant dans l'estomac par l'œsophage , pendant les longues inspirations qui précèdent le vomissement, tient ce viscère toujours assez distendu pour ne pas échapper à l'action compressive des parties qui l'environnent.

On sait qu'il est facile d'avaler l'air ; il est des personnes qui s'en font un jeu, et qui gonflent leur estomac au point de le rendre très-saillant et sonore. On ne peut douter qu'on n'en avale beaucoup dans le vomissement qui, sans son secours , serait extrêmement pénible et douloureux , comme il arrive dans les empoisonnemens par les substances corrosives , où l'estomac, rapetissé , rétracté , n'est point

accessible à ce fluide ; mais ce doit être le
sujet d'un Mémoire que M. Magendie se propose de lire bientôt à la Classe, et nous ne de-
vons pas anticiper sur une matière qui est de-
venue sa légitime propriété. Nous garderons
la même réserve relativement à la part très-
grande que l'œsophage prend à l'acte du vomissement , et sur laquelle M. Magendie doit
aussi donner un Mémoire spécial.

, Dans une seconde expérience faite sur les
mêmes chiens qui avaient servi à la précédente,
l'incision du bas – ventre ayant été agrandie
et l'estomac tiré en dehors , il nous a été bien
plus facile encore de nous convaincre de son
défaut de mouvement, et de reconnaître l'in-
exactitude de ce qu'a dit Haller du mouvement péristaltique. En cet état, l'estomac
plein d'air qu'y avait attiré le vomissement,
quelques momens avant son déplacement,
était tendu et ballonné ; mais le vomissement
avait cessé , et il ne restait que des nausées
devenues impuissantes , parce que le viscère
n'était plus à sa place.

. M. Magendie a annoncé dans son Mémoire
qu'en comprimant ainsi l'estomac sorti du
ventre avec deux mains , l'une dessous, l'autre
dessus , de manière à imiter , jusqu'à un cer-

tain point , l'action qu'exercent sur lui le diaphragme et les muscles , on excite infailible-
ment le vomissement , et c'est un argument des
plus concluans en faveur de l'opinion que nous
avions à vérifier. Mais si le chien soumis à cette
expérience et sur lequel on n'avait pas fait usage
de l'émétique , rendit ses alimens , s'il eut les
nausées et autres symptômes caractéristiques
du vomissement, la colonne d'air ne vint pas
remplacer dans l'estomac les matières vomies ,
ce qui annonçait qu'il existe pour la détermina-
tion du vomissement d'autres conditions que
celle de la compression mécanique. C'est la
même expérience qui a révélé à M. Magendie le
secret de la principale de ces conditions; en te-
nant entre ses mains l'estomac sans le compri-
mer, il s'aperçut que quand il l'éloignait trop du
ventre , il excitait aussitôt les nausées et le vomissement. Alors il comprit que ce devait être
le degré de traction qu'il exerçait sur l'œsophage
qui produisait ce double effet , et il a profité de
cette découverte, soit pour faire vomir à son gré
des chiens qui n'avaient pas eu d'émétique , soit
pour accélérer le vomissement sur d'autres en
qui l'émétique n'agissait pas assez promptement. Il lui suffisait, dans les uns et les autres ,
d'imprimer quelques secousses à l'estomac et

quelques tiraillemens à l'œsophage pour voir, presqu'aussitôt, vomir ces animaux ; et il est facile de reconnaître ici l'effet de ces profondes inspirations à bouche béante qui , de même que les nausées , précèdent le vomissement, et au moyen desquelles le diaphragme serrant alors entre ses piliers l'œsophage , l'entraîne avec lui vers les intestins, et lui fait éprouver ces tractions que M. Magendie a si heureusement imitées. Ceci explique pourquoi, dans la paralysie de l'œsophage, il n'y a pas de vomissemens , et pourquoi il est si difficile de le susciter quand on a coupé les nerfs pneumogastriques.

Lorsqu'on examine une personne sur le point de vomir, si elle ne le fait pas après une forte inspiration, on la voit la répéter coup sur coup et multiplier de même les mouvemens d'expiration qui sont toujours plus entre-coupés ; et c'est ainsi que le diaphragme tendu et agité de haut en bas, transmet à l'œsophage ces secousses diverses sans lesquelles le vomissement n'arriverait peut-être pas.

On sait qu'on peut vomir sans tous ces efforts, et c'est une objection qu'il est permis de faire également contre l'une et l'autre opinion ; mais outre que nous ne parlons pas de

ces individus qui, par la fréquence et l'habitude
du vomissement , en ont , pour ainsi dire ,
perdu le sentiment , il faut distinguer dans
les enfans à la mamelle , par exemple , la re-
gurgitation du vomissement , et dans les personnes sujettes à la rumination , l'acte volontaire et tranquille de ramener de l'estomac
dans la bouche les alimens pour les avaler une
seconde fois , de l'acte ordinairement invo-
lontaire et toujours plus ou moins laborieux de
les rejeter par le vomissement. Encore , dans les
personnes qui ruminent , ainsi que l'a observé
dernièrement un de vos commissaires chez
un jeune homme de vingt-quatre ans , la ré-
trocession des alimens vers la bouche est - elle
précédée par une espèce de tic ou de hoquet
quelquefois assez bruyant , lequel annonce
l'agitation instantanée de l'œsophage produite
par le diaphragme , et l'action non moins
prompte de celui-ci sur l'estomac.

Au reste , cette succussion de l'œsophage
ne se borne pas au canal alimentaire propre-
ment dit ; il faut bien que les rameaux de la
paire vague et des grands intercostaux qui
s'entrecroisent autour de lui, y participent.

Nous avons fait entendre plus haut que tant
que l'estomac des chiens les plus fortement

émétisés avait été hors du ventre , ils n'a-
vaient eu que des nausées et n'avaient pu vomir , et que ce viscère ayant été remis à sa place , le vomissement avait aussitôt recommencé. Il fallait savoir après cela si l'enceinte mus-
culaire du bas - ventre était indispensable au
vomissement , ou , en d'autres termes , si la
compression produite par les muscles abdominaux contractés , concourait d'une manière
absolument nécessaire à faire vomir, ainsi
que l'avaient cru Chirac et ses adhérens. Or,
ces muscles ayant été enlevés à un chien des
plus robustes, et l'injection émétique ayant
été faite ensuite , nous avons vu l'animal vomir avec autant de facilité , en apparence au
moins , que si on ne lui eût pas fait cette opé-
ration , qui avait réduit la paroi antérieure du
ventre au péritoine seul et à très-peu de fibres
des transverses qu'il avait été impossible d'em-
porter entièrement. Mais M. Magendie a eu
soin de nous faire remarquer dans ce cas l'extrême tension de la ligne blanche pendant les
nausées et le vomissement , et nous avons con-
çu que cette espèce de corde tendue le long du
bas-ventre pouvait suffire pour retenir les
intestins et les empêcher de se dérober à la
compression, alors sans doute bien énergique,

du diaphragme, puisque, dans quelques-unes de ces expériences, le péritoine en a été déchiré en plusieurs endroits.

Un de nous avait fait une observation analogue, mais sans en tirer la même induction, sur un militaire à qui un boulet de gros calibre avait, en passant, emporté ou contondu tous les muscles qui recouvrent l'épigastre, au point qu'après sa guérison on pouvait, à travers le péritoine resté assez transparent, voir l'estomac dans toutes ses positions. Ce blessé avait eu, pendant son traitement, des vomissemens auxquels les muscles du bas-ventre n'avaient pas dû avoir part puisqu'ils étaient détruits; il a vomi depuis, et il ne s'est pas aperçu qu'il le fît avec plus de difficulté qu'avant sa blessure.

L'expérience que nous venons de rapporter, et dont M. Magendie s'est avisé le premier, prouve que c'est le diaphragme qui agit avec le plus d'efficacité dans le vomissement, et que les muscles du bas-ventre ne servent guère qu'à empêcher la diffusion des viscères flottans dans cette cavité, et à les forcer de réagir en sens contraire. Mais lorsque l'action du diaphragme est portée trop loin, et que les inspirations sont trop profondes et trop prolongées, alors, au lieu de vomissemens, il y a des évacuations alvines, sans doute parce que l'œsophage est trop serré par les piliers du diaphragme pour pouvoir livrer passage aux matières qui cherchent à s'échapper de l'estomac.

Quand, au contraire, le diaphragme ne peut plus agir que faiblement et seulement pour l'entretien de la respiration, comme il arrive après qu'on a fait la section des nerfs phréniques, alors, à quelque forte dose qu'on ait donné l'émétique, il n'y a plus que de petites nausées de loin en loin, et le vomissement a rarement lieu, malgré les contractions des muscles abdominaux, qui seules ne peuvent jamais avoir d'effet.

Un des commissaires ayant invité M. Magendie à couper les nerfs diaphragmatiques des deux côtés à l'un des chiens encore très-vigoureux, auxquels on avait déjà retranché les muscles abdominaux, et à lui faire avaler un gros d'oxide sur-oxigéné de mercure, l'animal fut très-agité; il eut le hoquet, des nausées, des déjections très-douloureuses; mais il ne vomit pas. M. Magendie se réserve aussi de développer dans un prochain mémoire les observations qu'il a faites sur ces particularités.

La plupart de ces expériences prouvent assez que l'estomac est entièrement passif dans
l'acte du vomissement, et que le premier rôle
appartient au diaphragme. En voici d'autres
qui font plus encore, puisqu'elles démontrent
qu'on peut vomir sans estomac, et trois fois
elles ont eu lieu en notre présence avec les
mêmes résultats.

M. Magendie ayant fait avec précaution,
afin d'éviter des hémorrhagies, une ligature
à chacun des orifices de l'estomac, a emporté
ce viscère en totalité, et après avoir réuni par
plusieurs points de suture la plaie du bas-ventre, il a fait l'injection émétique comme de coutume. En moins de deux minutes, le chien,
debout sur ses pattes, a eu tous les signes avant-
coureurs du vomissement. Nous pourrions
même ajouter qu'il a vomi; car il a rejeté avec
efforts et après de pressantes nausées, des mu-
cosités provenant de l'œsophage. On peut donc,
en quelque façon, vomir sans estomac. L'estomac n'est donc guère, par rapport au vomissement, qu'une poche à-peu-près inerte,
qui recèle des matières destinées à être éva-
cuées par en haut; et quelle autre part pour-
rait-on accorder dans le vomissement à ces
estomacs dont les parois squirreuses ont ac-

quis plusieurs pouces d'épaisseur et une dureté souvent cartilagineuse?

Nous n'avons plus qu'une expérience à citer, et c'est la plus étonnante et la plus décisive de toutes celles que nous avons vues.

A la place de l'estomac que M. Magendie a retranché à plusieurs chiens, il a été substitué une petite vessie de cochon d'une capacité à-peu-près pareille, et au col de laquelle on avait adapté un bout de canule de gomme élastique qu'on a fait entrer dans l'œsophage, au-dessous du diaphragme, et en-deçà de ses piliers où il a été fixé et arrêté avec un fil. On a fait avaler à ces chiens de l'eau teinte en jaune, dont nous avons vu la vessie se remplir à mesure que la déglutition s'en faisait. L'ouverture du bas-ventre ayant été recousue, on a injecté la solution émétique dans les jugulaires, et en peu d'instants ces animaux ont eu de fortes nausées, et on vomi l'eau colorée comme si elle fût sortie d'un estomac véritable et vivant. On a rouvert les plaies, et nous avons pu facilement observer à chaque vomissement l'air descendant par colonne dans la vessie et la distendant comme si c'eût été l'estomac lui-même, ce qui n'est pas la

circonstance la moins curieuse de cette expérience.

Il ne nous reste plus qu'à soumettre à la
Classe quelques réflexions que M. Magendie
n'a pas cru devoir ajouter à son Mémoire,
quoiqu'il n'ait pas manqué de les faire comme
nous sur la question dont il a enfin fixé la
destinée.

Les expériences que nous venons de retracer
ne prouvent pas seulement que l'estomac est
passif dans le vomissement ; elles conduisent
encore à des résultats d'un ordre plus relevé
et qui jettent un nouveau jour sur les fonc-
tions de la puissance nerveuse, de cette puissance admirable qui constitue tout notre être,
et dont nous avons tant d'intérêt à pénétrer
les mystères. On doit déduire en effet des
résultats de ces expériences, que le principe,
que le premier mobile de tous les mouvemens
qui produisent le vomissement, a sa source
dans le siége même de la puissance nerveuse ;
car ce n'est que de cette manière qu'on peut
concevoir comment un vomitif qui demeure
sans action pour l'estomac, détermine la contraction du diaphragme et des muscles abdominaux. On ne peut plus recourir ici à ces
sympathies dont on a tant abusé en physiolo-

gie, en avançant que les contractions de l'estomac entraînent sympathiquement celles des
muscles que nous venons de nommer. En un
mot, il est évident qu'un vomitif ne peut produire son effet qu'en réagissant de l'estomac
sur cet endroit du siége de la puissance nerveuse où réside le principe des contractions
du diaphragme et des muscles abdominaux.
C'est l'affection de cette partie qui est la cause
immédiate du vomissement. Si les nerfs par
lesquels le diaphragme et les muscles du bas-
ventre en reçoivent l'impression étaient coupés, le malade éprouverait le même besoin de
vomir, et il aurait la sensation du vomissement
sans vomir en effet. C'est ce que prouve, dans
les expériences de M. Magendie, la suspension
du vomissement par la section des nerfs diaphragmatiques. Si, au contraire, ces nerfs et
tout le reste du corps étant parfaitement in-
tacts, cette portion du siége de la puissance
nerveuse venait à être désorganisée, aucun
vomitif ne serait capable de donner à l'animal
le besoin de vomir, ni de produire en lui le
vomissement.

C'est donc ici une application particulière
et très-remarquable de cette vérité générale
démontrée par M. Le Gallois, savoir que le

siége de la puissance nerveuse (le cerveau et la moelle épinière) est la source unique de tous les mouvemens qui ont lieu dans l'animal vivant, et qu'une partie quelconque ne peut exécuter aucun mouvement sans une modification particulière et préalable de la portion de ce siége par laquelle elle est animée. Les vomissemens opiniâtres qui, dans beaucoup de cas, accompagnent l'invasion de l'apoplexie, et qui en ont si souvent imposé, en passant pour une indigestion, avaient déjà été indiqués par M. Le Gallois comme des phénomènes entièrement étrangers à toute affection de l'estomac, et uniquement dépendans de celle du cerveau.

Il reste à savoir par quelle voie un vomitif introduit dans l'estomac peut affecter le siége de la puissance nerveuse d'une manière spécifiquement propre au vomissement; est-ce en irritant les nerfs de l'estomac? ou bien est-il absorbé et transporté par le torrent de la circulation? Il pourrait se faire que l'un ou l'autre de ces modes de transmission eût lieu suivant les circonstances. Les vomissemens qu'on observe quelquefois après la section des nerfs de la huitième paire, et qui paraissent n'être occasionnés que par l'irritation qu'éprouve le bout du segment supérieur de ces nerfs , milite pour le premier mode ; et l'expérience par laquelle M. Magendie détermine le vomissement, même dans les animaux à qui il a enlevé l'estomac , en injectant un vomitif dans les vaisseaux sanguins , dépose en faveur du second. Les expériences antérieures de l'auteur sur l'upastieuté , expériences qu'il a faites de concert avec M. Delile , fortifient encore cette dernière opinion. Ces expériences ont prouvé que l'upas ne produit ces violentes convulsions qui font périr si vite les animaux , qu'autant qu'il est absorbé dans la masse du sang , et transporté immédiatement sur la moelle épinière ; et il est fort vraisemblable que la plupart des substances qui ont quelque effet sur l'économie animale agissent de cette manière , ce qui conduit à des vues entièrement nouvelles sur le mode d'action de la plupart des médicamens et des poisons.

Une autre question qui reste à résoudre est de savoir quel est précisément le lieu du cerveau ou de la moelle épinière d'où dépendent les efforts du vomissement. M. Le Gallois a prouvé que le principe des mouvemens inspiratoires a son siége dans cette partie de la moelle allongée qui donne naissance aux nerfs de la huitième paire. En considérant que les efforts du vomissement sont exécutés par les muscles de la respiration, que les nerfs de la huitième paire fournissent à l'estomac comme aux poumons, et que l'affection de la moelle allongée, dans les attaques d'apoplexie, donne lieu à des vomissemens, il devient assez présumable que le principe des efforts du vomissement a été très-voisin de celui des mouvemens de la respiration, s'il ne se confond pas avec lui; mais il serait important de s'en assurer par des expériences directes. Maintenant que le siége général de la puissance nerveuse est bien déterminé et clairement défini, un des plus grands besoins de la physiologie est de connaître d'une manière précise la fonction propre des différentes portions de ce siége. De telles recherches sont dignes d'occuper des expérimentateurs aussi habiles et aussi industrieux que le sont MM. Le Gallois et Magendie; et celles qu'ils ont déjà faites avec tant de succès nous font espérer qu'ils iront encore plus loin dans une carrière où ils savent, pour l'avoir éprouvé, qu'on rencontre aussi l'honneur, la gloire et la réputation.

Pour conclusions, nous estimons, 1°. que M. Magendie, à qui la Classe a déjà accordé avec tant de plaisir des témoignages de son estime et de sa satisfaction pour les travaux qu'il lui a précédemment communiqués , en mérite de nouveaux pour celui dont il lui a fait hommage en dernier lieu ;

2°. Que son Mémoire sur le vomissement, destiné à être à jamais cité dans les ouvrages de physiologie , est digne , avant tout , d'une mention distinguée dans l'histoire des travaux de la Classe , et d'une place honorable dans ses Mémoires ;

3°. Que M. Magendie doit être invité par M. le président à donner à ses diverses expériences la suite et les développemens ultérieurs dont il les croira susceptibles , et à réclamer , si cela lui convient, le recouvrement des dépenses dans lesquelles elles ont dû l'entraîner, ainsi que les avances qui lui seraient nécessaires pour les perfectionner et en entreprendre de nouvelles ; car nous attendons particulièrement qu'il examinera avec une attention nouvelle les phénomènes du vomissement dans les oiseaux et dans les autres animaux qui n'ont pas de diaphragme.

Signé, CUVIER , PINEL, HUMBOLDT , PERCY , *rapporteur*.

La Classe approuve le rapport et en adopte les conclusions.

Certifié conforme à l'original.

Le Secrétaire perpétuel, Chevalier de l'Empire,

G. CUVIER.

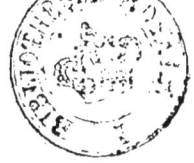